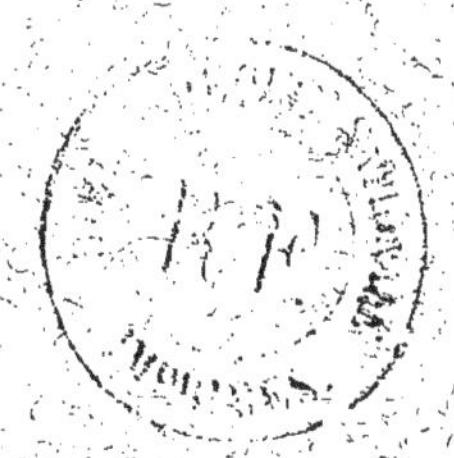

Extrait des *Bulletins et Mémoires de la Société de Chirurgie de Paris*.
(Séance du 27 Janvier 1915.)

Sur les blessures des nerfs par les projectiles et en particulier sur les blessures du sciatique,

par ED. DELORME.

Me basant sur une expérience personnelle étendue, j'ai, dans des Communications à l'Académie des Sciences et à l'Académie de Médecine, étudié, par catégories, les blessures des nerfs par les projectiles, rappelé les modes de traitement qui leur sont applicables et proposé des procédés personnels. Dans les sections, j'ai fait des sutures, après larges avivements, dans les perforations et les sillons, des excisions de névromes centraux ou périphériques, et pour les englobements j'ai utilisé des modes opératoires en rapport avec les lésions complexes qu'ils masquent.

Je tiens à vous communiquer ma documentation, mais, comme en raison de son abondance, il me serait impossible de le faire en une seule fois, je me bornerai, pour aujourd'hui, à vous parler des blessures d'un nerf, du sciatique.

Il paraît d'ailleurs utile, à l'heure présente où les faits se multiplient, de commencer à étudier séparément les lésions de chaque nerf, car si celles-ci rentrent dans une description commune, elles n'en présentent pas moins, à différents points de vue, des particularités que le chirurgien a intérêt à bien connaître, qui donnent à ces traumatismes une physionomie propre, et impriment au traitement des directions spéciales.

Il n'est guère d'exemple plus frappant de l'utilité de ces distinctions que celui fourni par les blessures du radial. Ses rapports directs avec l'humérus l'exposent à des lésions immédiates par les fragments, les esquilles adhérentes, les esquilles projetées, lésions qui s'ajoutent ou non à celles produites par le projectile ; ils rendent faciles des tiraillements par les larges esquilles latérales, des compressions par le cal. Sa fixation dans la gouttière ne permet pas son dégagement au loin et la distance qui, dans une grande partie de son étendue, le sépare des nerfs voisins auxquels il y aurait parfois intérêt à le souder, ne permet pas de le faire. Ces particularités ne se retrouvent plus pour le médian, par exemple.

C'est pour mieux saisir ces dernières que, pour ma part, chaque fois que la chose m'a été possible, j'ai opéré, en séries, les blessés atteints de lésions d'un même nerf.

Avant d'aller plus loin, je dirai que je suis partisan convaincu de l'utilité de l'intervention chirurgicale dans un très grand nombre

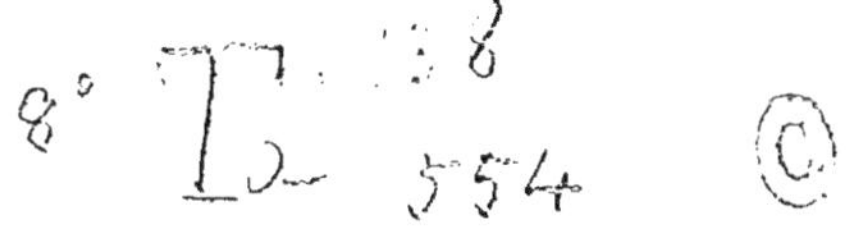

de blessures des nerfs, en particulier dans celles compliquées de paralysies immuables et surtout immédiates, après cicatrisation complète des plaies.

BLESSURES DU SCIATIQUE.

Les blessures de ce nerf m'ont paru très fréquentes, au moins les ai-je relevées fréquentes dans les formations de l'arrière que j'ai visitées.

C'est sur le sciatique que les lésions produites par les éclats d'obus et les balles paraissent les plus graves, surtout quand ces projectiles sont animés de grandes vitesses. On en conçoit bien la raison : ce gros nerf offre une plus large surface vulnérable. C'est aussi lui qui fait reconnaître le mieux les lésions localisées que j'ai décrites, telles que les perforations centrales ou périphériques et les sillons. Le grand nombre de blessés atteints de traumatismes de ce nerf que j'ai eu à traiter m'a permis de recueillir les données que je possède sur ces lésions circonscrites, sur leur degré de fréquence, leurs caractères qui s'accusent sur lui avec plus de netteté parce qu'il a un diamètre supérieur à celui des autres nerfs. Sans une observation aussi large, je n'aurais peut-être pas été amené à pratiquer l'opération que j'ai proposée pour leur traitement.

Par ordre de fréquence se sont présentées : les perforations de part en part, directes ou obliques; puis les sections complètes ; les échancrures se sont montrées exceptionnelles ainsi que les autres lésions. En général, j'ai eu à soigner des cas graves, à pallier à des désordres considérables sur des blessés présentant des paralysies complètes.

SECTIONS. — Dans les sections, l'écartement des deux bouts est habituellement de plusieurs centimètres; les deux segments conservent leur axe, parfois l'un d'eux est déjeté. Cette projection est une expression visible de la grande vitesse du projectile qui a déterminé la lésion.

Les extrémités des segments étaient névromateuses presque toujours. Les névromes sont d'ordinaire très volumineux, égaux et même supérieurs, comme dimensions, aux deux tiers de la longueur de la dernière phalange d'un médius. Tantôt un névrome se trouvait sur chaque bout ; parfois il n'en existait qu'un, le plus souvent sur le bout supérieur, parfois sur l'inférieur.

Le tissu intermédiaire qui les unit le plus souvent représentait rarement une nappe continue. D'ordinaire, c'étaient des tractus isolés, franchement fibreux, dissociés et de diamètre variable adhérents dans la profondeur et adhérents latéralement comme

les névromes. Ce fut par une dissection artificielle que j'en établis
le plus souvent les limites. La dureté de ce tissu intermédiaire
était assez fréquemment et par places celle d'un fibro-cartilage ;
sur quelques opérés, elle était partiellement osseuse.

Les adhérences périphériques, d'autant plus denses qu'on se
rapproche davantage du « foyer nerveux », avaient fréquemment
4, 5, 6 centimètres d'étendue en longueur. Il était plus difficile
d'en apprécier les dimensions en largeur, puisque les bords en
sont diffus. Elles ne le cédaient guère, comme dimensions totales,
aux premières. Superficiellement, elles se fixent peu aux muscles,
même au fessier, parce que le trajet du projectile est plus profond.
Elles recouvrent plutôt le foyer nerveux d'une trame un peu
épaisse. C'est surtout latéralement et en arrière qu'elles sont très
solides. Elles se fixent sur les deux névromes et se confondent
avec le tissu intermédiaire.

Pour bien mettre à découvert le foyer nerveux et permettre de
pratiquer les dégagements des segments, l'incision première doit
être étendue. Elle variait de 15, 20 à 30 centimètres suivant les
cas. Son milieu correspondait à l'entrecroisement du tracé de
l'incision classique et du trajet suivi par le projectile reproduit
sur la peau.

Pour découvrir le sciatique dans la fesse, j'ai cherché à rem-
placer l'incision verticale à laquelle j'ai donné la préférence par
une incision parallèle aux fibres du grand fessier. Elle donne
moins de jour et ne facilite pas autant que l'incision verticale les
dégagements segmentaires.

Quand j'ai eu à sectionner le grand fessier, j'ai procédé directement de dehors en dedans. Parfois, après avoir découvert le
bord inférieur du muscle, je l'ai dégagé avec le doigt de bas en
haut, puis j'ai glissé sous lui deux clamps et l'ai coupé entre eux.
En général il n'adhère pas étroitement au plan cicatriciel qui lui
est sous-jacent.

Dans certains cas ce muscle était atrophié.

Ses hémorragies sont plus tapageuses que redoutables ; on
obture aisément les vaisseaux qui donnent quand la plaie est large.

Quand je découvrais le sciatique par une incision faite au-
dessous de la fesse, le dégagement des deux masses musculaires
latérales s'effectuait le plus souvent d'un ou de deux coups de
doigt, précisément à cause de l'absence habituelle d'adhérences
solides, les unissant entre elles et au plan profond. Là, comme à
la fesse, le foyer adhérentiel est le plus souvent sous-jacent.

Je ne m'arrêterai pas ici au mode que j'ai suivi pour assurer
le dégagement du nerf, à son isolement sur une compresse, arti-
fice si utile pour aider l'opérateur pour l'avivement et la suture.

Les observations qui suivent rendront bien compte de la pratique que j'ai adoptée et constamment suivie.

Souvent et lorsque la plaie me le permettait, j'ai fait précéder mon opération de l'application de la bande d'Esmarch. Elle renseigne très bien sur les caractères de la lésion, mais elle m'a parfois bien géné pour mes dégagements. Elle expose à l'hématome et à aussi d'autres inconvénients. Mes idées ne sont pas encore définitivement arrêtées au sujet de son emploi.

A la racine de la cuisse, dans la fesse, l'ischiatique est parfois momentanément préoccupante, non par son hémorragie, mais à cause de ses rapports intimes avec le nerf. Il en est de même de l'artère nourricière.

Je parlerai dans les observations qui vont suivre de la position à donner au membre en vue de faciliter la suture du nerf.

J'abuserais de votre attention à vous donner lecture de toutes mes observations de sections de ce nerf. Nos Bulletins les transcriront. Je me contenterai de vous lire la suivante :

Obs. I. — *Section complète du sciatique dans la région fessière. Excision des deux bouts. Suture de ces deux bouts distants de 6 centimètres et demi.*

A l'hôpital mixte de Poitiers, j'opérai, avec le concours précieux de M. le médecin-major Malapert, médecin-chef d'un hôpital temporaire, et de M. le médecin aide-major Barnsby, un officier allemand hospitalisé dans son service, et qu'il voulut bien me confier. Cet officier, du 9e régiment d'infanterie bavaroise, nommé T..., avait eu, le 26 août, les deux fesses traversées transversalement, vers le milieu de leur hauteur, par une balle de fusil tirée à courte distance, à 20 ou 30 mètres. L'atrophie du membre était très marquée; le pied était pendant, ballant.

L'opération fut pratiquée le 19 novembre, soit près de trois mois après le traumatisme. Les plaies n'intéressaient que les parties molles et avaient suppuré abondamment, mais elles étaient guéries depuis longtemps, quand j'opérai ce blessé.

Longue incision parallèle aux fibres du grand fessier ; découverte d'un sciatique très adhérent aux faisceaux du muscle crural.

Le bout supérieur globuleux est étroitement fixé sur plusieurs centimètres de son étendue, latéralement et en avant, par de gros tractus cicatriciels aux parties voisines; le bout inférieur, distant du précédent de 4 centimètres, est également renflé, globuleux, mais à un moindre degré que le bout supérieur. Il a contracté avec les tissus voisins les mêmes adhérences. Le tissu intermédiaire aux extrémités névromateuses ne représente pas de cordon continu mais une atmosphère, une nappe cicatricielle irrégulière, épaisse et dense. Ces vestiges cicatriciels massifs, très étendus, qui traduisent l'étendue des désordres primitifs et l'abondance de la suppuration qui les a suivis, contrastent avec l'étroitesse relative des orifices cutanés.

En raison de l'écartement notable des deux bouts et de l'excision qu'ils devaient encore subir, *je dégage médiatement avec l'index le bout supérieur jusqu'à la grande échancrure sciatique et le bout inférieur dans l'étendue d'une dizaine de centimètres, en me gardant de les froisser, de les contondre.*

Après avoir vérifié par une incision axile, puis transversale, la valeur nerveuse du tissu intermédiaire et constaté qu'il était exclusivement fibreux, j'incisai transversalement par *tranches* le bout supérieur et le bout inférieur, chaque tranche étant distante de la précédente de 2 à 3 millimètres. Lorsque, à la troisième ou quatrième tranche, les tubes nerveux apparurent nets, qu'ils essaimèrent de points saillants et blancs la totalité de la surface avivée du nerf, je m'arrêtai. *La perte de substance chirurgicale avait 2 centimètres et demi* d'étendue environ, en sorte que, l'excision faite, en tenant compte de la rétraction du nerf, les deux bouts étaient distants de 6 centimètres et demi environ.

Un point névrillemmatique, disposé en U, réunit les deux bouts du nerf, suivant leur axe en arrière (mode que j'abandonnai depuis), puis, par une série de sutures en U et à points passés mais rapprochés, je coaptai étroitement et délicatement les deux extrémités nerveuses dans une plaie bien exsangue, prenant sur chaque bout le névrilemme un peu obliquement plutôt qu'axilement. Il fallut faire maintenir la jambe en flexion forcée sur la cuisse pendant tout le temps de la suture, position très gênante pour le chirurgien, pour permettre cette coaptation. Quoi qu'il en soit, et malgré ces difficultés et par le fait des lenteurs apportées à l'exécution de cette suture, le résultat fut excellent.

L'excision du tissu cicatriciel qui entourait le nerf avait été complète avant la suture. Celui-ci fut, au niveau et aux environs de la suture, appliqué sur un lit musculaire fourni par deux lambeaux partiellement séparés du grand fessier, glissés sous lui et maintenus par des sutures au catgut. Pas de drainage. Appareil plâtré maintenant la jambe fléchie.

Réunion par première intention.

Au moment de sa rédaction, je relevais dans cette observation les détails anatomo-pathologiques observés, l'aspect de l'atmosphère intermédiaire aux segments; l'écartement segmentaire de 6 centimètres et demi; la possibilité d'une coaptation absolue malgré cet écartement, l'utilité de donner aux points de suture une direction oblique pour obtenir plus de solidité, les avantages que présente un catgut relativement gros, l'excellence, en somme, du résultat immédiat dans une des lésions de ce nerf des plus graves qui soient.

Dans l'observation suivante, des plus curieuses, on pourrait s'étonner qu'une grosse esquille, implantée obliquement dans le bout supérieur du nerf, n'ait pas déterminé de douleurs vives. Mais l'étonnement disparaît si l'on songe que le névrome consécutif est souvent précédé, dans nos coups de feu, de la destruction immédiate de la substance nerveuse dans les deux bouts, en sorte que l'esquille était implantée en réalité dans du tissu nerveux détruit primitivement, et remplacé consécutivement par du tissu fibreux insensible.

Obs. II. — *Blessure de la fesse prise pour une lésion des parties molles. Diagnostic arrêté à : paralysie du sciatique poplité externe. Intervention : découverte du sciatique complètement sectionné et logeant une esquille de 4 centimètres de long. Suture directe.*

B... (Jean), du 207e d'infanterie, a été frappé, le 13 septembre, à Arras, à la fesse gauche par une balle, probablement une balle de shrapnell, qui a fait une plaie en cul-de-sac à direction indéterminée. La plaie a suppuré. Elle est guérie au moment où j'opère ce blessé, avec l'assistance précieuse du Dr Chevalier, de Vendôme, en présence de M. le Médecin-Inspecteur Polin, Directeur du Service de santé de la Région, et des médecins des formations sanitaires locales.

Grande incision fessière. Hémostase complète. La découverte du nerf me le fait voir immédiatement, dans sa partie correspondant au col fémoral, englobé dans un agglomérat de tissu cicatriciel très épais. Il est soudé en baïonnette, comme le serait un cal de fracture en Z. Son bout supérieur est globuleux ; son bout inférieur, distant, l'est également, mais à un moindre degré.

Bout supérieur, bout inférieur et tissu intermédiaire sont très adhérents latéralement et dans la profondeur, par un tissu fibreux de densité cartilagineuse par places, osseux en certains points. Le bout supérieur donne insertion à un faisceau musculaire très distinct des dimensions du pouce.

Le nerf libéré et redressé, je constate qu'un intervalle de 4 centimètres existe entre les deux névromes. Comme je prévois une excision un peu étendue, pouvant rendre difficilement l'affrontement, je libère médiatement et délicatement au doigt le bout supérieur jusqu'au-dessus de la grande échancrure et le bout inférieur dans une étendue d'une dizaine de centimètres.

Passant une compresse sous le nerf et le tendant sur le doigt, j'abrase, comme à l'ordinaire, tranche par tranche, le névrome supérieur et l'inférieur et ne m'arrête, dans mes sections, que quand les tubes nerveux apparaissent nets. L'avivement fait, l'écartement entre les deux bouts, y compris la rétraction, est de 6 centimètres environ.

Sur des compresses, constituant un champ propre et mou, je procède alors à la suture. Je traverse d'abord, à distance et sur leur face superficielle, les deux bouts par un fil en U névrilemmatique ; ce fil rapproche bien, et sans traction forte, les deux bouts, quand la jambe est fortement fléchie sur la cuisse. Je continue par des sutures à points passés, prenant le névrilemme sur les deux bouts, à une distance de 1 centimètre. Des catguts, très fins, n° 00 ayant cédé, je les remplace par des catguts n° 0, qui me donnent des sutures solides. Je les répartis sur toute la circonférence du nerf, grâce à une rotation axile que je lui imprime très aisément en tirant sur le chef de la compresse de gaz sur laquelle il repose. Résultat immédiat parfait.

Je constitue ensuite, grâce à des fils en U, un lit musculaire au nerf; puis je le recouvre d'un lit musculaire superficiel. Pas de drainage. Pansement aseptique ouaté embrassant tout le membre. Jambe maintenue fléchie sur la cuisse par un bandage plâtré appliqué immédiatement, et qui sera maintenu quinze à vingt jours, c'est-à-dire jusqu'à consolidation solide de la cicatrice du nerf.

La portion nerveuse excisée sera soumise à un examen histologique, grâce aux bons soins de M. le Médecin-Inspecteur Polin, et le blessé est confié au Dr Chevalier. La pièce montre, à côté d'agglomérats fibro-cartilagineux, une esquille longue de 4 centimètres, large de plusieurs millimètres, pointue à ses extrémités, qui, en diagonale, embroche le bout supérieur névromateux du nerf et le tissu fibreux intermédiaire. Cette esquille provient sans doute du grand trochanter. *Op. cit.*, fig. 18 (1).

L'observation suivante est intéressante : 1° parce que l'altération des tubes nerveux ne s'arrêtait pas au même niveau sur tous les points du bout inférieur; 2° parce qu'il m'a été possible d'accoler les deux bouts avivés malgré une perte de substance de 5 centimètres.

Obs. III. — *Séton pubo-fessier*; *paralysie sciatique complète*; *troubles trophiques. Section du nerf, réunion des bouts par un tissu cicatriciel. Excision du tissu intermédiaire, avivement. Écartement des bouts de 5 centimètres. Sutures. Acollement direct des deux segments.*

Le 10 décembre 1914, avec l'assistance de M. le professeur Vignard, chirurgien des hôpitaux de Nantes, médecin-chef de la formation, en présence de M. le médecin-inspecteur Fournié, du professeur Lerat, de M. Emile Bureau, chirurgiens des hôpitaux de Nantes, du Dr Valentin, j'opérai le sous-lieutenant L..., du 64e d'infanterie, blessé le 8 septembre à la Fère-Champenoise.

Chez cet officier, une balle de fusil avait pénétré la fesse droite, un peu en dedans du grand trochanter, et était ressortie au niveau du pubis. La plaie du séton avait abondamment suppuré ; elle était guérie quand j'intervins.

Paralysie flasque, totale, du membre inférieur; atrophie considérable; œdème du pied ; rougeur, chute de l'épiderme de la plante. Pas d'amélioration par l'électrisation.

Incision de 20 centimètres, avec sections transversales de dégagement, aux extrémités ; section de la moitié inférieure du grand fessier, considérablement réduit d'épaisseur. Au-dessous de lui, à la place du sciatique, s'étend, en nappe, un tissu fibreux épais qui englobe et masque le nerf.

(1) La figure de cette lésion, si curieuse à plusieurs points de vue, a pris place dans ma Communication académique du 19 janvier 1915. Voir *Bull. Acad. de Méd.*, p. 94, fig. 18.

Il faut me rapprocher beaucoup de l'échancrure sciatique pour trouver le bout supérieur qui me sert de repère pour dégager le bout inférieur. Le bout supérieur était, comme à l'ordinaire, globuleux, névromateux, mais de couleur normale au-dessus de son renflement. Presque dans sa direction, je recherchai, à distance, le segment inférieur engainé au loin dans un tissu flasque, gélatineux, rougeâtre, recouvrant un névrilemme de consistance normale.

Sur les parties latérales, mais surtout en avant et profondément, comme je l'ai constaté souvent, les adhérences du bout supérieur étaient particulièrement solides, d'une consistance fibro-cartilagineuse, quelque peu rebelles à la section aux ciseaux, laissant sur le nerf, après leur séparation, des plaques très dures.

Le bout inférieur était également névromateux, mais son névrome n'avait pas le volume de celui du bout supérieur. Quant au tissu intermédiaire auquel ma dissection donna très artificiellement la forme et les dimensions du nerf, il constituait une nappe régulière, plutôt que de volumineux tractus.

Le nerf étant complètement dégagé, j'excisai avec grand soin le tissu fibro-cartilagineux qui en recouvrait les deux bouts, puis par des sections axiles, ensuite transversales, je cherchai très attentivement à me fixer sur la valeur du tissu intermédiaire. Ayant bien constaté qu'il était constitué par du tissu fibreux, je l'excisai. Me portant alors sur le bout supérieur névromateux, je pratiquai sur lui des sections transversales successives, de bas en haut. A un moment donné, je constatai que le *tissu fibreux de son névrome se prolongeait quelque peu dans la partie centrale du nerf.* J'abrasai exactement le fibrome à ses limites, le sculptant et conservant soigneusement la partie saine périphérique. Sur le segment inférieur, l'abrasion successive du même tissu aux limites des tubes sains me conduisit à faire des *sections en escalier.*

L'aspect des tranches coupées sur le doigt, la sensation du nerf normal perçue au palper, *quelques secousses du membre pendant les sections du bout inférieur,* signe d'heureux pronostic et fort intéressant au point de vue physiologique, mais surtout le granulé jaune des tubes exubérants, fixèrent la limite de mon excision. Sur la coupe du bout supérieur, comme à l'ordinaire, les tubes nerveux étaient plus gros et plus saillants que sur celle du bout inférieur.

L'écartement entre les deux bouts était *de 5 centimètres.* Grâce, 1° au dégagement médiat du bout supérieur, au-dessus de la grande échancrure sciatique, avec le doigt, au dégagement du bout inférieur médiat et 2° au maintien de la flexion forcée de la jambe sur la cuisse, je pus réunir aisément les deux bouts par un fil de catgut n° 0, traversant chaque segment à 1 cent. 1/2 de chaque section. Vingt à vingt-cinq fils de catgut névrilemmatiques superficiels assurèrent ensuite l'affrontement exact et circonférenciel du nerf.

Pendant l'opération, l'artère ischiatique, volumineuse, dut être pincée, de même que la branche nourricière du nerf correspondant à la partie périphérique, postérieure du bout supérieur.

Lit musculaire constitué avec un lambeau du grand fessier ; surjet musculaire superficiel ; drainage ; flexion forcée de la jambe sur la cuisse maintenue avec un bandage plâtré.

Réunion par première intention (1).

OBS. IV. — *Section du sciatique près de la racine de la cuisse, séparation des deux bouts ; tissu intermédiaire purement cicatriciel. Résection de 4 centimètres du bout inférieur, avivement simple du bout supérieur. Suture directe.*

Le soldat B..., du 14ᵉ dragons, vingt et un ans, a été blessé, le 14 octobre, par une balle qui s'est creusé un séton oblique de bas en haut dans la face postérieure de sa cuisse droite.

L'orifice d'entrée, des dimensions de la pointe de l'index, correspond à la face latérale externe de la cuisse à cinq travers de doigt environ au-dessus du pli du jarret et celui de sortie, ovalaire, est situé près du pli de la fesse à sa partie la plus interne.

Paralysie immédiate. Pied ballant, impossibilité d'étendre les orteils et hypoesthésie. Le chatouillement de la plante du pied provoque une flexion de la jambe sur la cuisse. Réflexe achilléen aboli. Atrophie notable. Pas de recherche de réaction électrique.

Opération le 3 janvier 1915, à l'Hôpital maritime de Brest, en présence et avec l'assistance de MM. E. Duval, médecin général, Valence, médecin en chef, de MM. Bourru-Lacouture, Petit de la Villéon, Pouliken.

Pas d'ischémie préalable. Incision habituelle. Tendon du demi tendineux englobé latéralement et surtout en avant par des plaques de consistance fibro-cartilagineuse. On sent un gros névrome. Dégagement des deux bouts à distance, qui m'amène à la séparation artificielle d'un tissu intermédiaire de 2 centimètres de long. Le nerf a été sectionné en totalité. *Le névrome appartient au bout inférieur.*

Sous l'influence d'une traction modérée, le bout supérieur se sépare du tissu fibreux. Je constate que ses tubes, très apparents sous le névrilemme transparent, se continuent jusque près de sa section. Je l'avive transversalement tout près de son extrémité. Excisions successives par tranches portées sur le bout inférieur. Tubes d'apparence saine seulement à 4 centimètres de l'extrémité du névrome. L'écartement des deux bouts est de 6 centimètres malgré l'avivement simple du bout supérieur.

Suture névrilemmatique habituelle à points passés après torsion des bouts supérieur et inférieur de la branche artérielle du nerf. J'ai constaté ici très nettement que, quand j'arrivais sur le tissu nerveux sain, la tranche saignait. Lit musculaire double. Flexion du membre maintenue par un bandage plâtré.

OBS. V. — *Section du nerf sciatique, avivement des deux bouts ; écartement de 5 centimètres ; suture.*

Le 18 novembre à l'hôpital mixte de Poitiers, j'opérai le soldat D...

(1) Les dessins retraçant les étapes de mon intervention figurent dans les *Bulletins de l'Académie de Médecine* du 19 janvier 1915, fig. 2, page 12.

du 64ᵉ chasseurs alpins, blessé le 20 septembre 1914 à Vic-sur-Aisne, que M. le professeur Chrétien voulut bien me confier et que j'opérai avec son assistance.

La balle était entrée à la partie antéro-externe du tiers moyen de la cuisse gauche et était sortie au niveau de la fesse. Pas de fracture. Guérison rapide du séton. Paralysie du sciatique.

Incision verticale de 20 centimètres, sectionnant le grand fessier dans la moitié de sa hauteur.

Le nerf névromateux est très adhérent aux tissus voisins, en particulier au demi-tendineux et au demi-membraneux. Je l'en séparai par une dissection lente de ces deux muscles, et, lorsque je l'eus libéré, je vérifiai par une section transversale puis par des sanctions transversales, en tâtonnant, la valeur du tissu segmentaire. Ayant constaté qu'il ne présentait pas de fascicules nerveux, je me reportai sur ses deux bouts. Je les avivai par des sections successives et ne m'arrêtai que lorsque, sur les deux tranches, j'aperçus nettement des surfaces régulièrement ponctuées de tubes nerveux. Ablation de 4 centimètres.

La suture porta très régulièrement sur les parties latérales, sur la partie profonde et sur la partie superficielle du nerf. Elle ne comprit le plus souvent que le névrilemme, mais je fus parfois obligé de pénétrer ici dans l'épaisseur du nerf, pour accoler solidement les deux bouts. Le résultat immédiat fut excellent.

Pour obtenir l'affrontement des deux bouts distants de 6 centimètres environ, en tenant compte de la rétraction, je dus dégager le bout supérieur dans la grande échancrure sciatique et le bout inférieur. Ces dégagements permirent le rapprochement par la simple flexion de la jambe, alors qu'auparavant il aurait fallu la flexion de la jambe et l'extension de la cuisse.

Après avoir obtenu l'affrontement, je disposai le sciatique suturé entre deux couches musculaires et la plaie fut fermée sans drainage.

A la fin de novembre, M. le professeur Chrétien m'écrivait : « Suites parfaites, ni température, ni douleurs. Guérison opératoire complète le 1ᵉʳ décembre. Etat encore stationnaire au point de vue de la motricité et de la sensibilité. » Sera suivi.

Obs. VI. — *Section du sciatique gauche par coup de feu, avivement, suture.*

Le soldat B..., du 31ᵉ régiment de dragons, blessé le 23 août 1914 près de Lunéville, est transporté à Poitiers le 31 août.

La balle est entrée à la région postéro-externe de la cuisse et est ressortie au même niveau sur la face interne au tiers supérieur. La paralysie a été immédiate. Comme celle de l'extenseur commun, du jambier antérieur et des péroniers latéraux est la plus frappante, on le croit seulement atteint d'une lésion du sciatique poplité externe.

Le 19 novembre, avec l'assistance du professeur Chrétien et du Dʳ Malapert, en présence du Dʳ Leven et d'autres médecins des formations sanitaires, j'incise le grand fessier partiellement et la partie supérieure de la cuisse dans l'étendue de 15 centimètres. Je découvre le sciatique. Au niveau des points correspondant au trajet du projectile, il est englobé, perdu dans un tissu de cicatrice très dense, très adhérent que je dissèque avec prudence. Comme ma dissection ne me conduit à rien de précis, je me reporte sur le bout inférieur du nerf à quelque distance. Je trouve ce bout inférieur globuleux, névromateux. Je le sépare de sa gangue. Il se continue par un tractus fibreux long de 4 centimètres avec le névrome du bout supérieur plus volumineux que celui du bout inférieur. Le névrome du bout supérieur est très solidement uni aux tissus voisins par des masses fibreuses qui crient sous les ciseaux (1).

La libération faite, je glisse sous le nerf une compresse de gaze et le soulevant, je sectionne le bout inférieur transversalement en commençant près de l'insertion du tractus intermédiaire. La quatrième des sections, faites de 3 millimètres en 3 millimètres, me montre des tubes nerveux sains.

Sur le bout inférieur, je procède de même et je m'arrête encore à la quatrième section. Je constate que les tubes sont un peu moins nets sur cette coupe que sur celle du bout supérieur. La sensation éprouvée par la palpation indique que le nerf est encore là un peu plus dur que sur ses parties tout à fait saines, mais je ne puis pratiquer une excision plus étendue en raison de l'intervalle considérable qui déjà sépare les segments.

Pour faciliter le rapprochement de ces segments, je dégage le bout supérieur dans une grande étendue, aussi haut que possible. Le rapprochement des deux bouts peut alors s'effectuer grâce à la flexion de la jambe sur la cuisse, à angle droit, et à l'extension quelque peu forcée de la cuisse sur le bassin.

Sur un précédent opéré, l'absence de dégagement m'avait obligé à faire fléchir la jambe à angle aigu, ce qui m'avait gêné pour mes sutures. Sur celle-ci je constatai les bons résultats que je pouvais attendre de cette façon de procéder. Ma suture put s'effectuer sans gêne, bien que la perte de substance du sciatique ait été considérable et que ses deux extrémités aient été très écartées.

Une suture en U au catgut n° 0 réunit d'abord le névrilemme profondément. Je fais porter mes points de ponction et de contre-ponction un peu loin de la section en m'aidant d'une rotation imprimée au nerf, par la traction exercée sur l'un des bords de la compresse glissée sous lui. Puis je termine par l'application d'une série de points passés assez rapprochés prenant le névrilemme un peu obliquement sur chaque bout. L'adhésion fut parfaite.

Je constatai une fois de plus sur ce blessé que ce sont les premiers fils qui sont les plus délicats à placer. Dès qu'ils sont fixés, on est maître du nerf et grâce à de très légers mouvements de rotation qui mettent ses différentes parties sous l'œil du chirurgien, le reste des sutures s'applique aisément.

Le nerf fut enfin, au niveau et au delà de la suture, placé sur un lit musculaire, bien que j'aie eu soin de débarrasser minutieusement le champ opératoire du tissu fibreux qui l'avait envahi.

(1) *Bull. Acad. Méd.*, n° 3, fig. 1, p. 72.

Suture de l'aponévrose en surjet. Jambe maintenue fléchie par l'appareil plâtré.

Cette observation me fit voir : qu'on peut obtenir encore aisément l'affrontement direct des deux bouts d'un sciatique ayant subi une perte de substance de près de 6 centimètres, rétraction comprise ; que la suture névrilemmatique suffit même, dans ce cas, pour rapprocher et unir les deux bouts.

Une demi-heure après l'opération, le Dr Leven vint m'apprendre que le blessé avait senti son pied pour la première fois depuis son traumatisme.

Obs. VII. — *Section du nerf sciatique au niveau de la partie supérieure du col fémoral. Cicatrisation isolée des deux bouts névromateux et distants de plusieurs centimètres. Avivement, réunion.*

Lieutenant Co... du 73e régiment d'infanterie allemande, est blessé le 29 septembre à Reims, à courte distance, par une balle qui pénètre en arrière, au niveau du col chirurgical du fémur, près du grand trochanter et ressort, en avant, un peu au-dessous de l'arcade de Fallope, en dedans des vaisseaux fémoraux.

Grosse hémorragie immédiate. Anémie aiguë. Evacué sur l'arrière dans le service de M. le médecin-major Malapert, chargé du service chirurgical très important des prisonniers blessés transportés dans cette ville.

Quelques jours après son entrée cet officier présente une élévation de température coïncidant avec des douleurs dans tout le membre inférieur et de l'œdème prononcé surtout au niveau de la jambe. Ces signes disparaissent surtout à la suite de pansements ouatés compressifs, mais, à leur lever, on est frappé par les signes d'une paralysie sciatique complète.

Le 18 novembre, avec l'aide de M. le médecin-major Malapert, qui voulut bien me confier son blessé, de M. le médecin aide-major Barnsky, en présence de M. le médecin-major Dignat, médecin chef de la place et de nombreux médecins des formations, je pratique l'opération suivante :

Incision transversale allant du grand trochanter à l'ischion. Je suis bientôt obligé de la compléter par une section verticale en arrière du grand trochanter. Découverte du sciatique en suivant le canal fibreux de la plaie.

Ce nerf paraît d'abord assez peu atteint. Il est irrégulier à sa surface, très adhérent aux tissus voisins en arrière, mais surtout sur ses parties latérales. Là se trouvent de très solides tractus. Mais après l'avoir dégagé dans la profondeur où ses adhérences étaient très denses, je ne fus pas peu surpris de constater que ses deux extrémités, la supérieure en dehors, l'inférieure reportée fortement en dedans n'étaient réunies que par du tissu intermédiaire qu'une section longitudinale puis des sections transversales me firent voir exclusivement fibreux (1).

(1) *Bull. Acad. Méd.*, n° 3, fig. 1, *a*, p. 72.

Après avoir soigneusement disséqué les deux névromes segmentaires, je les sectionnai par tranches; des sections successives faites de 3 en 3 millimètres m'amenèrent à laisser entre les deux bouts un intervalle de 5 à 6 centimètres, rétraction comprise. Par contre les surfaces avivées présentaient une couche très régulière de tissus nerveux.

Excision du tissu de cicatrice circonvoisin. Sutures nevrillemmatiques nombreuses et très régulières.

J'aurais pu craindre qu'avec l'écart des deux segments il m'eût été impossible de les réunir. Il n'en fut rien, la coaptation fut facile grâce à la flexion de la jambe sur la cuisse et au dégagement médiat des deux segments. Immobilisation en position fléchie.

DES PERFORATIONS. — J'ai observé des perforations centrales ou périphériques de ce nerf. Elles se traduisaient par la formation d'un névrome, d'un fibrome central ou périphérique, dur, blanc nacré ou dur mais quelquefois encore vasculaire et offrant à la coupe l'aspect d'une masse sarcomateuse. Ce fibrome occupait une partie, voire la presque totalité ou la totalité du diamètre du nerf.

L'étendue de ces fibromes cicatriciels est surtout en rapport étroit avec la vitesse grande du projectile, son trajet plus ou moins oblique, l'intensité et la durée des phénomènes réactionnels et certaines prédispositions individuelles.

Après libération des adhérences périphériques, l'orifice d'entrée de la perforation peut être représenté de la façon la plus nette par une petite ligne cicatricielle légèrement grisâtre qui tranche sur le reste du nerf. L'orifice de sortie est obturé par une surface ronde ou ovoïde, bosselée, irrégulière, d'aspect framboisé (1).

Le nerf est très solidement uni aux parties voisines par des adhérences circonférentielles étendues. Chez certains sujets ces adhérences sont excessives. Elles sont, en général, très dures, d'autant plus dures et épaisses qu'elles se rapprochent davantage du trajet parcouru par le projectile. Elles avaient parfois une dureté fibro-cartilagineuse et même, en certains points, osseuse.

J'ai relevé que : *deux pinceaux de tractus bien plus épais, antéropostérieurs, transversaux ou obliques*, vestiges de l'inflammation du tissu adventice périnerveux sur le trajet parcouru par le projectile près de l'orifice d'entrée ou de sortie du nerf, *doivent faire penser à une perforation. Ils en indiquent souvent la position* (2).

A l'encontre de ce qu'on observe dans les cas de sections, je n'ai pas trouvé, dans ces perforations plus ou moins centrales, de solution de continuité, partant pas de tissu intermédiaire. En apparence, la lésion est circonscrite à la fois en hauteur et en largeur. Le calibre du nerf n'est pas toujours notablement modifié.

(1) *Bull. Acad. Méd.*, n° 3, fig. 3, *c*, 1, 2, p. 78.
(2) *Bull. Acad. Méd.*, n° 3, fig. 3, *a*, p. 78.

On ne voit, on ne sent qu'un névrome adhérent, parfois un renflement léger, surtout dur.

Ce n'est donc pas à la périphérie du nerf qu'il faut chercher la lésion, c'est à son centre.

Les observations qui vont suivre sont des exemples de ces perforations; elles me dispenseront de décrire l'opération que j'ai employée pour leur traitement.

Dans les formations sanitaires d'Ancenis, dans les services du médecin aide-major de 1re classe Pabœuf (de Luçon), je suis intervenu *trois fois* pour des paralysies sciatiques. Trois fois, j'ai trouvé des *lésions centrales* et *très étendues*, qu'à un examen banal extérieur du nerf on eût dénommées névromes, qu'on eût rattachées, que j'eusse moi-même autrefois rattachées à la contusion du nerf et qui étaient le *reliquat cicatriciel manifeste d'une* PERFORATION. Ces trois faits m'ont, avec évidence, montré l'étendue des dégâts produits par la balle, dégâts accentués encore par la réaction cicatricielle. Ils m'ont affirmé l'utilité d'une intervention spéciale alors que jusqu'ici on avait, j'avais considéré les lésions qu'ils présentaient *comme intangibles*, parce qu'elles semblaient ne pouvoir relever d'aucune des interventions chirurgicales habituelles.

Voici ce qu'à leur sujet j'écrivais, après être intervenu sur ces blessés :

Si la suture nerveuse donne, au point de vue du retour des fonctions du membre, les résultats qu'on est en droit d'en attendre lorsqu'elle est faite suivant une technique méticuleusement soignée, très méthodique, et conduite avec le souci constant de la recherche d'un résultat immédiat irréprochable, il n'est pas douteux pour moi qu'à ces cas doit s'appliquer une opération nouvelle qui consiste : *1° dans la recherche attentive des limites exactes de la lésion; 2° dans l'excision du tissu de cicatrice, et 3° dans la suture immédiate des deux tronçons du nerf avivé.*

Ces trois cas peuvent servir de type pour la description de mon mode opératoire.

Obs. VIII. — *Séton postérieur de la cuisse par balle. Paralysie sciatique droite; intervention; névrome axile; incision longitudinale; détermination de la lésion; résection du tissu cicatriciel; suture du nerf.*

Avec l'aide précieuse de M. le médecin aide-major de 1re classe Pabœuf, médecin-chef des formations sanitaires de la Croix-Rouge d'Ancenis, et en présence des médecins aides-majors Manne, Desclaux, Salignac (de Bordeaux) et Delor, j'opérai, le 9 décembre 1914, le soldat P..., du 115e d'infanterie, vingt-sept ans, blessé le 1er octobre à Roye.

Cet homme avait été frappé par une balle de fusil tirée à la distance approximative de 200 mètres qui, dans un séton postérieur profond et transversal, avait atteint le sciatique à son tiers supérieur. La paralysie avait été immédiate; elle était alors complète, mais elle s'était aggravée au cours d'une suppuration abondante de la plaie. '

Incision de 20 centimètres environ; découverte du sciatique qui se présente au premier examen dans l'état suivant, très intéressant à noter : 1° il est blanc *nacré* au-dessus de la *lésion qui correspond exactement à des tractus transversaux cicatriciels limités* et 2° il montre un *névrome* d'assez petite dimension, reconnu aisément à la vue et au doigt à sa dureté. Le nerf est *nacré* au niveau de ce névrome; il est *rosé* sur le bout inférieur, dans toute l'étendue découverte.

Après section des tractus transversaux, je constate et fais constater à mes aides les aspects suivants qui sont caractéristiques.

D'un côté du nerf, *latéralement, au niveau des points où j'ai dû sectionner des tractus transversaux,* ce nerf laisse *échapper* de sa surface un *tissu fibreux jeune, d'un jaune rosé,* saillant, d'aspect *framboisé.*

De l'autre côté, au *point symétrique,* il présente une cicatrice.LINÉAIRE, légèrement *brunâtre,* de 1 centimètre environ de longueur.

Ces apparences traduisent manifestement une PERFORATION *transversale.* L'incisure répond à l'orifice d'entrée, le tissu exubérant à la sortie.

Je *dégageai le nerf des adhérences* qu'il avait contractées avec le trajet du projectile, adhérences surtout prononcées à sa face profonde, puis l'ayant isolé sur une compresse de gaze fine et peu épaisse, je l'*incisai linéairement,* suivant son axe, dans l'étendue de 4 centimètres. Je passai dans le névrilemme, de chaque côté de l'incision, un fin catgut destiné à écarter les lèvres de la plaie, puis, me guidant sur les aspects présentés par les parties successivement découvertes, *j'excisai petit à petit,* je SCULPTAI plutôt dans l'intérieur du nerf le *tissu fibreux, jaune, rose, amorphe, dense, d'apparence* SARCOMATEUSE et un *tissu nacré* mêlé par place au tissu amorphe, produits cicatriciels qui avaient pris la place du tissu nerveux détruit.

Je ne m'arrêtai dans mon excision que quand j'eus trouvé manifestement les tubes nerveux.

Cette excision successive, progressive, faite en me laissant conduire par ce que je trouvais, m'amena à ÉVIDER le *nerf dans l'étendue, en hauteur, de quatre centimètres* et à laisser de sa continuité *deux ponts,* l'un antérieur, l'autre postérieur de 3 à 4 millimètres de diamètre, réguliers, représentant des parties de nerf intactes.

Un fait très curieux que je relevai chez ce blessé, comme je l'avais déjà observé sur d'autres, et qui mérite d'être connu, c'est que certains muscles du membre s'animèrent de mouvements quand, après l'excision du tissu de cicatrice, j'arrivai au tissu nerveux sain sur le bout inférieur, circonstance favorable pour le pronostic.

Flexion forcée de la jambe sur la cuisse, réunion nevrilemmatique très méthodique des surfaces de section suivant le mode auquel je me suis arrêté.

Le nerf présenta alors une partie centrale rapprochée et suturée et deux parties latérales, l'une antérieure, l'autre postérieure, s'en détachant comme deux anses.

Lit musculaire profond et superficiel. Pansement fait avant l'ablation de la bande de caoutchouc. Position fléchie maintenue par un appareil plâtré (1).

Obs. IX. — *Séton de la cuisse par balle, paralysie sciatique droite, intervention, névrome axile, incision longitudinale, détermination de la lésion; excision du tissu cicatriciel; suture du nerf.*

P..., soldat au 117ᵉ d'infanterie, trente et un ans, blessé à Roye, le 2 octobre, est opéré par moi à Ancenis, le 9 décembre 1914, avec l'assistance de M. le médecin aide-major Pabœuf (de Luçon), en présence des Dʳˢ Manne, Deschamps, Salignac et Delor.

Le séton de *shrapnell*, qui a traversé sa cuisse droite dans sa partie postérieure, a laissé un orifice d'entrée à trois travers de doigt au-dessus du pli de flexion du genou, un orifice de sortie à six travers de doigt au-dessus. Le trajet parcouru par le projectile a donc été très oblique.

Après ischémie préalable, je découvre le sciatique par une incision de 20 centimètres et je constate, comme je l'avais fait sur le précédent blessé, que le nerf est *blanc* au-dessus de la partie névromateuse, qu'il est *rosé* en dessous, qu'il est recouvert par des tractus cicatriciels fins superficiellement, formant un pont ténu sur sa face découverte, et qu'il est adhérent par des *tractus plus résistants fixés latéralement*. Ces derniers répondent au séton du projectile.

Le dégagement du nerf dans ses parties profondes me force à le séparer de tractus plus courts et plus résistants encore.

Incision longitudinale de 4 centimètres. Excision lente, très méticuleuse du tissu de cicatrice. Je me rends bien compte que certains tractus axiles artificiellement séparés par la dissection longitudinale ne sont que du tissu fibreux.

Je reconnais que le nerf névromateux est, localement, transformé *en totalité* en tissu fibreux. Je l'excise transversalement, tranche par tranche, les sections étant écartées de 2 à 3 millimètres.

Après la dernière section, l'écartement des deux bouts, rétraction comprise, est de 6 centimètres (2).

Grâce à la flexion forcée de la jambe sur la cuisse, le rapprochement est relativement facile avec des catguts nᵒˢ 00 et 0 portés exclusivement sur le névrilemme. Comme d'ordinaire, je me sers des premiers fils superficiels et des mouvements imprimés à la compresse glissée sous le nerf pour mettre à découvert sa partie profonde.

Résultat immédiat parfait. Pansement aseptique sans drain; maintien de la flexion de la jambe sur la cuisse.

Obs. X. — *Séton postérieur de la cuisse par balle, paralysie du sciatique droit, intervention, névrome axile, incision longitudinale, détermination de la lésion, résection du tissu cicatriciel, suture du nerf.*

Le soldat C..., du 91ᵉ régiment d'infanterie, trente et un ans, que je

(1) Les dessins des lésions trouvées sur le sciatique de P et les temps de l'intervention ont été donnés dans une communication académique, *op. cit.*, fig. 3, p. 78.

(2) Dessins in *op. cit.*, fig. 5. p. 82.

vis à Ancenis le 9 décembre 1914, présentait un séton, par balle de
shrapnell très oblique, de la face postérieure de la cuisse droite, depuis
longtemps guéri. (Voy. fig. 1.)

L'orifice d'entrée, des dimensions d'un pois, répondait à la face
interne du membre à deux travers de doigt au-dessus de l'interligne
du genou et l'orifice de sortie presque à la racine de la cuisse à sa face

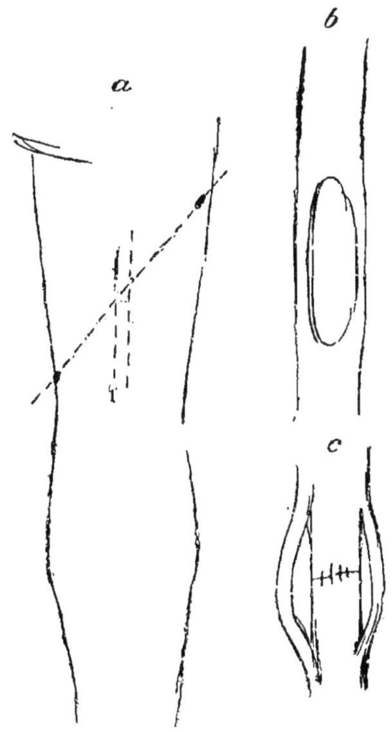

FIG. 1.

a, direction du séton ; *b*, incision du névrome central ; *c*, suture après
conservation de deux ponts nerveux, l'un antérieur, l'autre postérieur.

interne, à deux travers de doigt au-dessous du niveau du pli fessier.

La paralysie du sciatique était totale ; elle avait été immédiate et ne
s'était pas améliorée depuis le traumatisme qui datait du 22 août, c'est-
à-dire de trois mois et demi.

J'opérai ce blessé avec l'aide des médecins aides-majors Pabœuf et
Delor, en présence des Drs Manne, Desclaux et Salignac.

Sans ischémie préalable, j'arrivai sur le sciatique par une incision de
20 centimètres intéressant en haut une partie des fibres du muscle
fessier.

La découverte du nerf me montra, dans une atmosphère cellulo-
graisseuse normale, sur le *trajet oblique* parcouru par la balle, un

névrome peu volumineux adhérent aux parties molles voisines par des tractus fibreux.

Son incision longitudinale me le fit voir constitué par du tissu fibreux, tantôt d'apparence sarcomateuse, tantôt plus organisé et nacré. Je *l'incisai avec soin, à la façon d'une petite tumeur* et d'excision en excision circonférentielle, poursuivies en vue d'éviter d'atteindre des fibres nerveuses bien visibles, j'en arrivai à pratiquer, *sur une étendue de 4 centimètres, l'ablation des deux tiers du diamètre du nerf.* Celui-ci *avait été perforé de part en part et pris en écharpe par la balle.* Il ne restait de lui que *deux ponts réunissant les deux segments avivés* et d'aspect sain. (Fig. 1 *b*.)

Comme pour les autres blessés, les tubes nerveux sur le bout supérieur étaient petits et nets, bien moins visibles sur le bout inférieur, mais au cours de l'opération, du fait peut-être de la traction exercée par les sutures névrilemmatiques, ces tubes du bout inférieur apparurent volumineux, de plus d'un millimètre de diamètre sur la tranche et firent même une saillie qui, en recouvrant la surface de section me gêna un instant pour la suture. Je dus les refouler délicatement pour la pratiquer. L'adhésion fut facile grâce à la flexion forcée de la jambe sur la cuisse. (Fig. 1, *c*.)

Engainement dans un lit musculaire postérieur fait d'un lambeau pédiculé et replié et réunion musculaire plus superficielle par des sutures en U. Suture du grand fessier, sutures aponévrotiques. Réunion de la peau par des agrafes. Pansement aseptique. Pas de drain, comme d'ordinaire, maintien d'une flexion légère de la jambe.

Durée de l'opération : une heure et quart.

Obs. XI. — *Séton de la cuisse droite, lésion du sciatique au niveau de la bifurcation du nerf; excision d'un fibrome consécutif à une perforation, écartement des bouts de 4 centimètres, suture en fourche rétablissant la continuité du bout supérieur et des deux branches du nerf.*

Ce blessé chez lequel j'intervins à l'hôpital maritime de Lorient avait eu la cuisse droite traversée d'avant en arrière. Son sciatique avait été intéressé un peu au-dessus de la limite supérieure du creux poplité. Paralysie immédiate et complète.

Opération le 20 décembre 1914 avec l'assistance de MM. les médecins principaux Rolland, Denis, de la marine, en présence de M. le médecin-chef Vincent.

Ischémie préalable; incision large habituelle. *Le sciatique, un peu au-dessus de sa bifurcation, présente un gros névrome* blanc, saillant d'un côté; les deux branches de bifurcation sont notablement augmentées de volume au-dessous du névrome, dont une étendue de 1 centimètre et demi environ.

L'incision longitudinale du névrome me fait constater que son *centre est occupé par un nodule cicatriciel,* d'aspect sarcomateux, ovale, allongé suivant l'axe du nerf, gros comme un gros haricot, entouré de tissu fibreux plus organisé, plus dur, blanc. Je fais l'excision de ce névrome central et du tissu fibreux qui l'entoure irrégulièrement *jusqu'à recon-*

naissance nette des tubes nerveux et voici ce que l'excision et les avivements me donnent :

1º Sur le sciatique, une énucléation de sa partie centrale dans l'étendue de 3 centimètres environ, avec conservation de deux ponts périphériques latéraux, l'un externe et l'autre interne de 1/2 centimètre, un peu plus petit que l'autre ;

2º Une séparation nette du sciatique poplité externe et du sciatique poplité interne.

L'ablation nerveuse comptée à ses limites extrêmes porte sur une étendue de 4 centimètres environ.

Flexion de la jambe sur la cuisse.

La suture est délicate mais régulière, elle est obtenue par quinze fils fins de catgut, passés exclusivement dans le névrilemme. Elle rétablit exactement la fourche du sciatique et de ses branches. Le résultat immédiat est parfait. Maintien de la flexion pendant trois semaines. Constipation.

Ce cas est un exemple remarquable de perforation et de section combinées : de perforation pour le grand sciatique, de section pour le sciatique poplité externe (1).

Obs. XII. — *Blessure du sciatique gauche au milieu de la fesse. Paralysie du sciatique poplité externe, névrome latéral externe. Excision.*

L'observation suivante est particulièrement intéressante tant à cause de la localisation de la lésion, de l'utilité de mon mode d'intervention, qu'en raison de la confirmation apportée à la donnée relative à la place qu'occupent dans le tronc sciatique les fibres du poplité externe.

H... (Arthur), vingt-six ans, soldat du 49e régiment d'infanterie allemande, a été blessé près de Paris, le 8 septembre 1914, par une balle qui a perforé en travers ses deux fesses vers le milieu de leur hauteur.

Paralysie immédiate du *sciatique poplité externe*. Pied ballant. La jambe se fléchit, par contre, sur la cuisse.

Opération pratiquée à l'Hôpital maritime de Brest avec le concours de mes confrères de la marine.

Longue incision verticale sectionnant le grand fessier (fig. 2, *a, b*).

Le sciatique est dégagé dans l'intervalle des bouquets de nerfs collatéraux qu'il donne dans la fesse et qu'accompagnent de gros vaisseaux.

Je constate d'abord que le sciatique est sain, mais en cherchant plus attentivement et plus haut, je sens entre le pouce et l'index l'induration d'un névrome. Je soulève le sciatique avec le doigt ; le point induré, bien dégagé du tissu induré périphérique apparaît d'un blanc nacré. Le névrome est *latéral externe*. Il a les dimensions des deux tiers de la dernière phalange de l'index (*c*).

Incision verticale exploratrice. Tumeur fibreuse d'apparence sarcomateuse, lardacée, non vasculaire, saillante sous le névrilemme dont

(1) Les dessins de l'intervention ont été donnés dans ma *Communication académique*, fig. 6, *a, b, c*, p. 82.

je puis la séparer partiellement comme un fibrome prostatique (d, e).
Quelques tubes rampent à la surface, je les dégage et je termine par
une suture accolant à la partie proche du nerf les tubes avivés.
Suture du névrilemme (g).

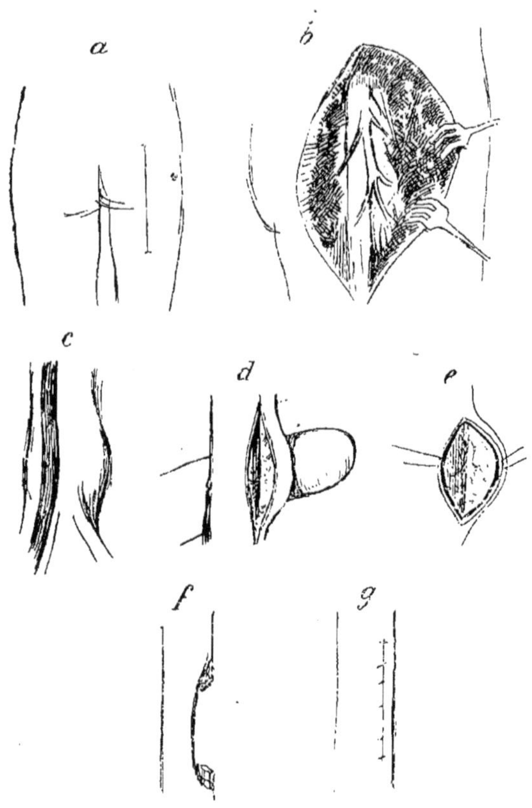

FIG. 2.

a, position de la plaie; b, incision, névrome supéro-externe: c, névrome
dégagé, gros vaisseau rampant à sa surface; d, incision exploratrice du
névrome, le nerf étant chargé sur le doigt: e, aspect du névrome;
f, névrome abrasé jusqu'aux tubes nerveux sains; g, suture névrilemmatique.

Ce névrome latéral m'a paru devoir être rattaché à une perforation
de part en part latérale, périphérique ou à une contusion localisée. La
conservation du névrilemme, son aspect sain ne pouvaient permettre de
la confondre avec une échancrure, un sillon, c'est-à-dire avec une
abrasion latérale du nerf.

Obs. XIII — *Séton de la cuisse, perforation périphérique de part en part
du sciatique.*

B... (Pierre), soldat au 88e d'infanterie, est blessé, le 8 septembre au
camp de Mailly, par une balle de fusil qui pénétra obliquement de la face

antéro-interne à la face postéro-externe de la cuisse droite à son tiers
supérieur. Chute immédiate, puis marche de plusieurs kilomètres.

Douleurs très vives à la fin de septembre, continues, exaspérations
violentes. Les douleurs sont moins vives, mais persistent le 14 novembre.
Paralysie sciatique progressive. Pied ballant.

Opéré le 14 novembre à l'hôpital temporaire du lycée de garçons à
Angoulême, avec l'assistance de M. Lebelle, médecin-major, de
MM. Maffre et Gadeau, médecins-traitants.

Incision habituelle, sciatique adhérent surtout latéralement. Névrome
axile sans solution de continuité, répondant surtout à la moitié externe
du nerf, des dimensions d'une petite noisette. Incision exploratrice. Le
névrome est fibreux. Excision en évidant le nerf partiellement. Sutures.
Isolement du nerf dans un lit musculaire complet.

Le 2 décembre, réunion par première intention; anesthésie de la
face externe de la jambe. L'attitude en équinisme persiste encore.
Douleurs très atténuées (Dr Maffre).

Obs. XIV. — *Perforation du nerf sciatique, excision partielle, suture.*
Le soldat M... a reçu une balle qui, vers le milieu de la face postérieure de la cuisse gauche, s'est creusé un séton. Paralysie immédiate
et persistante, pied ballant.

Opération pratiquée à Vannes avec l'assistance des Drs Quelme,
Le Pelletier et Delor. Découverte du sciatique, très adhérent aux
parties molles voisines, latéralement, surtout au niveau du trajet du
projectile. Névrome axile. Incision exploratrice. Tissu fibreux compact.
Excision de 2 centimètres de la longueur du nerf, en conservant un
pont de 3 millimètres environ de diamètre correspondant à sa partie
antéro-interne. Sutures névrilemmatiques très régulières. Immobilisation de la jambe en flexion.

Obs. XV. — *Séton de la cuisse par coup de feu; paralysie du sciatique, névrome latéral, excision partielle, suture.*
B..., soldat au 216e d'infanterie, est atteint par une balle à Vic-sur-
Aisne. Le projectile pénètre la cuisse gauche à sa face antérieure, vers
son milieu, en dehors des vaisseaux fémoraux et ressort en arrière à
trois travers de doigt au-dessus du pli du jarret. Paralysie sciatique
immédiate et incomplète.

Opération à Vannes, le 15 décembre, avec l'aide de MM. Quelme,
Delor et Pelletier. Plaie depuis longtemps cicatrisée.

Longue incision après ischémie préalable. Le nerf est adhérent aux
parties molles voisines surtout en dedans. Il est renflé, rosé, névromateux au niveau de l'ancien trajet de la plaie.

Incision longitudinale lente, attentive, en plein renflement et dépas-
sant ses limites. Constatation de tissu fibreux jeune par places, organisé dans d'autres. Après avoir établi les limites du fibrome, je l'excise,
je l'abrase successivement, par fragments, *jusqu'à mise à nu de tubes
bien reconnaissables et bien sains.* L'excision totale aboutit à faire subir
au nerf une ÉCHANCRURE de 4 centimètres de haut, *intéressant la moitié
environ de son épaisseur.* Suture névrilemmatique en surjet très soi-

gnée. La ligne d'adhésion est bien obturée. Après la suture, le nerf offre l'aspect d'une tige verticale d'où ressort, sous forme d'anse, la moitié qui a été conservée. Résultat immédiat satisfaisant (1).

Pansement aseptique. Flexion de la jambe sur la cuisse, pour éviter tout tiraillement. Cette position est maintenue par une bande plâtrée appliquée sur le pansement.

Obs. XVI. — *Perforation du sciatique. Excision d'un névrome central.*
B... C..., vingt-quatre ans, 69e d'infanterie, frappé à Mouchy, le 31 octobre, par une balle tirée à 400 mètres.

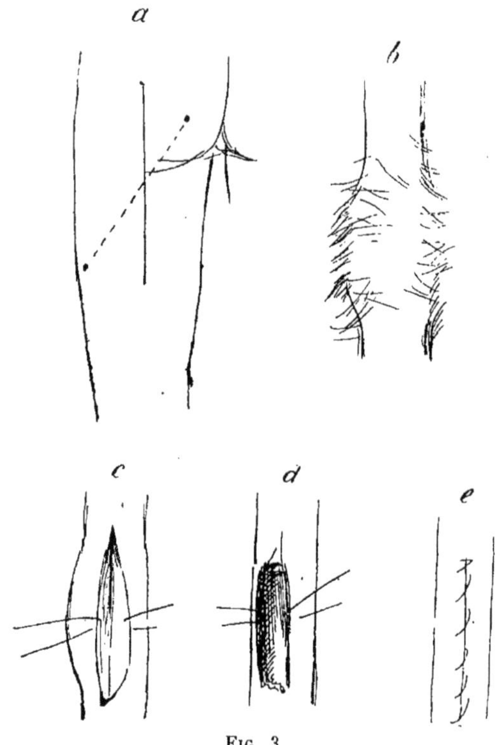

Fig. 3.

a, séton cruro-fessier, incision ; b, névrome, adhérences superficielles et latérales ; c, incision exploratrice ; d, résultat de l'excision ; e, sutures.

L'orifice d'entrée correspond à la partie moyenne de la fesse gauche à quatre travers de doigt au-dessus du pli fessier ; l'orifice de sortie à la face externe de la cuisse, près du tiers moyen (voy. fig. 3, a). Paralysie sciatique immédiate et persistante.

Opéré à Brest le 5 janvier 1915, à l'Hôpital maritime, avec l'assistance et en présence de mes confrères de la marine. Incision longue section-

(1) *Bull. Acad. méd.*, n° 3, fig. 7, p. 82.

nant une partie du grand fessier. Nerf très adhérent latéralement (fig. 34, *b*). Névrome central plus saillant cependant à droite qu'à gauche, volumineux, très dur, de 2 à 3 centimètres d'étendue. Incision exploratrice (*c*), constation d'un névrome bien limité constitué par du tissu fibreux très compact. Abrasion successive, très lentement, en réservant avec soin le tissu nerveux sain, cette sculpture laisse une grande partie du nerf. L'abrasion partielle porte sur une longueur de 2 centimètres et demi (*d, e*). Au cours de l'opération, l'artère nourricière du nerf fournit une hémorragie quelque peu délicate à arrêter, en raison des ménagements qu'impose le nerf. Compression directe, puis ligature. Suture au surjet.

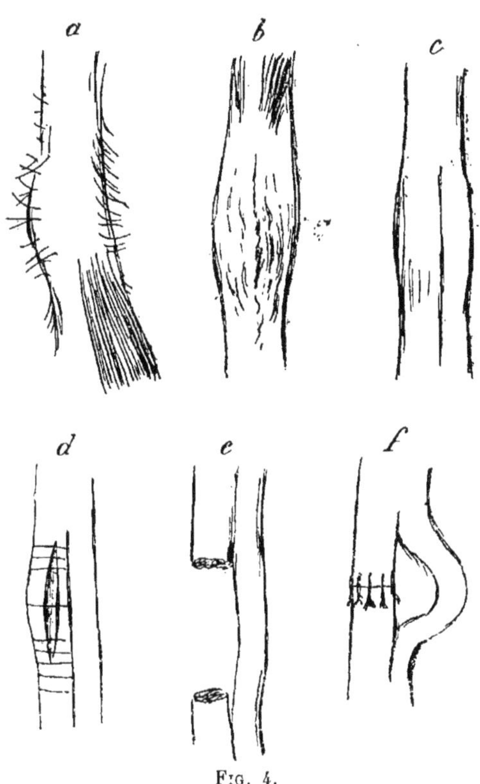

FIG. 4.

a, nerf sciatique sur lequel s'insère un faisceau de fibres musculaires. Névrome; *b*, névrome dégagé sur sa face profonde et retourné; nouvelles insertions musculaires; *c*, sciatique poplité interne séparé de l'externe par la dissection; *d*, incision exploratrice et sections transversales successives; *e*, excision; *f*, sutures névrilemmatiques, sciatique poplité externe formant une anse.

OBS. XVII. — *Blessure des deux sciatiques poplités. Excision du sciatique poplité interne; dégagement de l'externe; suture.*

P..., 278ᵉ d'infanterie, blessé à Vic-sur-Aisne par une balle tirée à la distance de 200 mètres, le 20 septembre 1914. Paralysie immédiate de la cuisse droite.

La plaie d'entrée du séton postérieur et profond que s'est tracé la balle correspond à la face externe de la cuisse, à sa partie moyenne; la plaie de sortie à la face interne à un travers de main au-dessous du pli fessier.

Opération le 3 janvier 1915 à l'hôpital maritime de Brest en présence et avec l'assistance de M. le médecin général E. Duval, de M. Valence, médecin en chef, des médecins principaux MM. Petit de la Villeon, Goéré, Cazeneuve.

Pas d'ischémie préalable; nerf très adhérent donnant, dans une grande partie de son étendue, insertion à des fibres musculaires. Dégagement. Il présente un névrome volumineux. Le névrome paraît englober les deux sciatiques, mais une séparation très minutieuse, au ras du nerf, des parties cicatricielles périphériques me montre que le sciatique poplité externe qui est séparable de l'interne a un diamètre normal. Dans la totalité de l'étendue de la lésion de l'interne, il a une consistance normale. Peut-être un de ses points est-il un peu douteux à ce point de vue et est-il un peu plus dur?

Par contre, la surface du sciatique poplité interne est framboisée. Incision exploratrice. Constatation d'un tissu fibreux dense, formant une masse continue sans tubes apparents.

Excisions successives entraînant une résection de 4 centimètres. Sutures névrilemmatiques. Après la suture le sciatique poplité externe prend la forme d'une anse. Lit musculaire, profond et superficiel.

Il est une variété de perforation des nerfs qui mérite une mention spéciale. C'est la perforation de part en part non plus directe, mais *oblique*, la *perforation d'enfilade*. Elle se distingue de la première par l'étendue plus considérable des lésions, par le fait, par la nécessité d'une excision plus étendue. L'obliquité du trajet parcouru par le projectile, avant toute constatation directe, permet de la soupçonner. En voici une très remarquable observation. Le projectile avait été ici non une balle S entière, mais son enveloppe presque totale, déformée à l'arrière. J'en fis l'extraction tout près de l'orifice de sortie du nerf.

Obs. XVIII. — *Perforation très étendue, oblique, du nerf sciatique produite par une enveloppe de balle. Excision de 8 centimètres. Greffe.*

Avec l'assistance directe de M. le médecin de marine Petit de la Villeon, en présence de M. le médecin général E. Duval, de M. le médecin en chef Valence et de nombreux confrères de la marine, j'ai, à l'Hôpital maritime de Brest, le 3 janvier 1915, pratiqué l'opération suivante sur le nommé B..., vingt-trois ans, du 35ᵉ d'infanterie, blessé le 10 septembre 1914.

Ce soldat a été frappé par une balle S qui a laissé une cicatrice à la cuisse gauche, à sa partie moyenne, à la réunion des faces externe et antérieure. A la face interne on trouve deux cicatrices, l'une résultant d'une incision, l'autre vestige d'une sortie ou d'une entrée. Le fémur était, sur le trajet transversal de la balle, légèrement épaissi.

La paralysie avait été immédiate. Elle était complète et semblait porter surtout sur le département du sciatique poplité externe. Membre très atrophié.

Ischémie préalable que j'ai hésité à assurer par crainte de ne pouvoir aisément dégager le nerf en haut. Longue incision de recherche.

Le nerf est fixé intérieurement, dans toute l'étendue de la plaie, au plan musculaire profond par de très courts tractus. Il est en une sorte « d'érection », cylindrique, tendu, raide, uniformément dur. En dedans, au-dessous des adhérences, que je sépare avec soin, il présente sur un trajet qui réunirait l'orifice d'entrée à l'une des plaies internes (1), une surface ovalaire de 1 centimètre de long sur 5 à 6 millimètres de large, framboisée, d'un rose sale, tranchant sur la coloration blanc mat du nerf, à *bords noircis*, régulièrement. C'est manifestement l'orifice d'une *perforation*. A ce niveau le nerf est plus dur sans être névromateux.

A quatre bons centimètres au-dessus de cet orifice de perforation centrale, le nerf présente, en *dehors* un épaississement névromateux latéral. Cet épaississement correspondait à une saillie sous-jacente que je pris d'abord pour une esquille et qui n'était autre chose que l'enveloppe entière mais déformée de la balle.

Cet épaississement répondait à l'orifice de sortie de l'enveloppe du projectile. L'incision axile du nerf montra, après écartement des deux bords du névrilemme par deux fils de catgut, que celui-ci, dans l'étendue qui séparait le névrome latéral supérieur de la perforation inférieure, était *uniformément scléreux*, d'un blanc cartilagineux. Je multipliai les incisions verticales de chaque côté de l'incision première, pour bien m'assurer s'il présentait dans toute son épaisseur cette altération. C'était partout le même tissu fibreux, scléreux, sans la moindre trace apparente de tubes nerveux.

Ce que voyant, je pratiquai dès sections transversales successives et pour atteindre les tubes nerveux sains des bouts supérieur et inférieur, je dus réséquer 8 *centimètres du nerf*.

Ne pouvant compter sur un affrontement direct je dédoublai le bout inférieur dans l'étendue de 5 à 6 centimètres, appliquai la tranche de la greffe directement au bout supérieur, puis par des sutures névrilemmatiques je maintins la greffe rabattue sur la section supérieure, ce qu'on ne fait pas d'ordinaire.

Je me servis du névrilemme de la greffe et de celui du bout inférieur pour recouvrir le plus possible la tranche de ce bout. Je plaçai

(1) La balle s'était aplatie contre l'os et séparée de son enveloppe; son noyau seul était sorti. Les figures représentant les lésions du sciatique de ce blessé ont pris place dans ma communication académique, *op. cit.*, p. 79, fig. 4.

quelques catguts à la Assaky pour réunir les deux bouts dans leur partie encore découverte et je terminai en glissant au-dessous du nerf un large lambeau musculo-aponévrotique emprunté au biceps, à base supérieure qui entoura bien le nerf au niveau de sa greffe et de ses segments, par sa face aponévrotique.

Réunion des muscles de l'aponévrose. Pas de drain. Maintien de la position fléchie qui pendant toute la durée de l'opération avait été recherchée.

Obs. XIX. — *Séton de la cuisse par balle, enfilade ; paralysie sciatique, grosse lésion du sciatique consécutive à une perforation oblique ; résection de la portion du nerf transformé en tissu de cicatrice, suture.*

Q..., vingt-quatre ans, 118e d'infanterie, blessé à Chaumont-Saint-Quentin, le 27 août, a présenté une paralysie du sciatique immédiate.

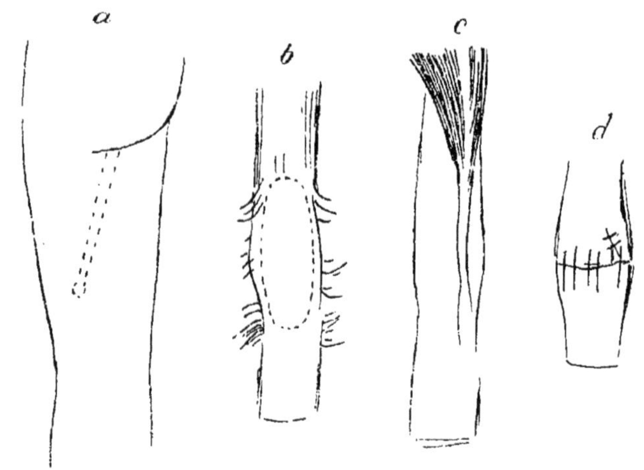

Fig. 5.

a, direction du coup de feu ; *b*, plaque adhérentielle postérieure et adhérences latérales vues sur le nerf retourné ; *c*, insertion d'un faisceau musculaire sur le nerf ; *d*, suture.

L'orifice d'entrée du projectile correspond à la partie moyenne du pli fessier gauche et l'orifice de sortie à la face postérieure et un peu externe de la cuisse à la réunion de son tiers moyen et de son tiers inférieur.

Opération le 22 décembre avec l'assistance des médecins aide-majors Lavenant et Delor, en présence du médecin-chef M. Le Floc et des médecins des formations sanitaires de la ville.

Ischémie préalable que je dus supprimer au cours de l'opération, en raison du siège trop élevé des lésions, de l'extension et de la gêne que la bande me faisait éprouver pour dégager le bout supérieur du sciatique avant la suture. Incision de 20 à 25 centimètres. Le nerf découvert présente les lésions suivantes :

Il est élargi, et présente deux névromes; un gros renflement des dimensions de la première phalange du pouce. Au niveau et à distance de sa lésion principale, le nerf est très adhérent aux tissus voisins, surtout dans la profondeur et latéralement *comme à l'ordinaire*. Il donne insertion, dans la profondeur, aux muscles voisins et sur l'étendue d'une dizaine de centimètres, sur sa face postérieure, une masse musculaire des dimensions de l'index le recouvre de ses fibres et d'un véritable tendon étalé, soudé à lui. Le nerf est rouge au-dessous du névrome. Une incision verticale puis transversale de contrôle, ensuite des sections transversales successives par tranches me firent constater que le nerf était transformé en tissu fibreux tout à fait organisé, blanc par places, d'apparence sarcomateuse en d'autres endroits. Ce tissu n'a plus du nerf que la continuité. Je m'arrête à des tranches de tissu nerveux sain, souple au doigt, de couleur normale et saignant. L'intervalle entre la perte de substance, rétraction du nerf comprise, est de 5 centimètres environ. Ligature de l'artère sur le bout supérieur, comme la chose est fréquente. Dégagement des deux segments du nerf à grande distance; flexion de la jambe sur la cuisse; coaptation facile.

Sutures névrilemmatiques au catgut n° 00, nombreuses. Lit musculaire profond formé par l'adhésion du biceps et du demi-membraneux; engainement de la portion suturée du nerf par un pont aponévrotique emprunté du biceps, replié et fixé sur le musculaire superficiel. Pas de drain.

Position fléchie maintenue par des bandes plâtrées.

Durée de l'opération : une heure et demie.

Résultat immédiat excellent.

Les exemples suivants sont particulièrement curieux parce que le « foyer nerveux renfermait de volumineux *corps étrangers*, des esquilles. La première observation a trait à une échancrure. De ces cas, je rapprocherai celui du blessé B... (p. 180) dont le sciatique sectionné avait été traversé par une esquille de 4 centimètres de long » (1). Ici il y avait plusieurs esquilles contre et dans le nerf.

Obs. XX. — *Échancrure du sciatique, névrome volumineux, esquille antérieure et esquille postérieure adhérente au nerf.*

Le nommé T... est, le 8 septembre 1914, blessé à Vitry-le-François par une balle qui fracture l'extrémité supérieure de son fémur gauche, au niveau du grand trochanter, dans un trajet oblique croisant, en diagonale, la fesse de haut en bas et de dedans en dehors.

Paralysie immédiate et douleurs persistantes jusqu'au 14 novembre 1914, date à laquelle je l'opère à Angoulême, avec l'assistance de

(1) *Bulletin Acad. Méd.*, n° 3, fig. 18, p. 94.

MM. les médecins-majors Decressac et Gadeau. Raccourcissement de 8 centimètres.

Une incision verticale de la fesse gauche me permet de découvrir le sciatique qui est névromateux au point où la balle l'a croisé, et très adhérent aux muscles profonds par de gros tractus latéraux et postérieurs. La partie postérieure ou superficielle est également couverte par quelques tractus.

Je dégage avec soin le nerf de ses adhérences. Dans la profondeur, la séparation est momentanément arrêtée par une esquille provenant de la face postérieure du col fémoral. Elle est constituée par du tissu spongieux des dimensions de l'extrémité du petit doigt. En arrière ou sur sa face superficielle, je trouve une esquille ovalaire également adhérente, dure, et de l'étendue des deux tiers de la première phalange de l'index. Elle repose sur le névrilemme auquel elle est accolée, et dont je la sépare facilement sur sa face postérieure.

Je sépare ces esquilles et débarrasse le nerf de sa gangue. Comme il me paraît surtout atteint sur sa face profonde, que là son névrome est le plus développé, j'incise à ce niveau le nerf après l'avoir retourné avec la compresse, et j'excise ses parties fibreuses jusqu'à rencontre des tubes sains. J'obtiens ainsi une échancrure qui représentait la lésion primitive et que le tissu de cicatrice a comblée.

Sutures au catgut en U de la plaie nerveuse laissée par cette excision partielle; lit musculaire profond, constitué par un lambeau du grand fessier.

Cette observation est curieuse du fait : de l'échancrure nerveuse, de la présence des deux esquilles et des douleurs persistantes qu'elles avaient provoquées.

Je reçois les renseignements suivants en décembre :

Levée de pansement le 3 décembre. Réunion par première intention. Plus de phénomènes douloureux. Persistance de l'impotence fonctionnelle, ce qui n'a rien de surprenant, étant donnée la date rapprochée de l'opération.

Obs. XXI. — *Perforation d'un sciatique. Esquilles adhérentes à sa face profonde, esquille logée dans son épaisseur. Excisions successives de la portion fibreuse du nerf. Résection de 4 centimètres.*

Le 3 janvier 1915, à l'hôpital maritime de Brest, établissement de tout premier ordre, j'opérai, avec le concours des professeurs de cette Ecole, six blessés atteints de lésions sciatiques. Parmi eux figurait le nommé C..., trente et un ans, soldat du 231e d'infanterie, qui avait été à Meaux, le 6 septembre, blessé par une balle tirée à 230 mètres et avait été atteint de paralysie sciatique immédiate.

La cicatrice de l'orifice d'entrée de la balle répondait au tiers interne de la fesse gauche, à trois travers de doigt au-dessus du pli fessier et celle de l'orifice de sortie à deux travers de doigt au-dessous de ce pli, en dehors. Il y avait tout lieu de penser que le sciatique avait été perforé ou sectionné.

Incision de 30 centimètres, comprenant la moitié de la hauteur du

grand fessier, coupé entre deux clamps. Le sciatique est très adhérent
latéralement et névromateux. Il m'est difficile de le séparer profondément; mon bistouri rencontre une esquille que je contourne. Le nerf
dégagé, j'incise verticalement son névrome. Il renferme une esquille
plate, ayant les dimensions d'un gros haricot, et quelques menus fragments osseux.

Des incisions successives et très attentives du névrome m'amènent
à laisser une perte de substance de 4 centimètres, nécessaire pour
trouver les tubes sains. La coupe du névrome montra des masses
globuleuses de tissu fibreux assez grandes mêlées à d'autres plus petites.

Suture névrilemmatique facile. Le nerf est séparé du foyer cicatriciel
par un lit musculaire fourni par un faisceau du grand fessier.

Les observations précédentes concernent les lésions les plus
graves, les *sections* et les *perforations*. A côté d'elles, j'ai à men-
tionner des cas dans lesquels les troubles paralytiques semblent
devoir être rattachés à la *contusion* du nerf. La découverte du
nerf fit constater parfois la présence d'adhérences localisées,
solides, qui furent détruites et pouvaient expliquer, au moins en
partie, les troubles observés. D'autres fois, elles étaient trop
légères pour les produire.

Enfin, il m'est arrivé d'intervenir pour des douleurs excessives
sans pouvoir trouver, après la découverte du nerf, la signification
pathogénique précise de ces douleurs que l'opération fit d'ailleurs
cesser.

Obs. XXII. — *Coup de feu en séton de la cuisse; paralysie du sciatique : intervention ; destruction d'ahdérences solides.*

L..., 316ᵉ régiment d'infanterie, a été frappé, à Soissons, par une
balle qui, animée d'une vitesse moyenne, pénétra dans la partie externe
de la fesse gauche, à trois travers de doigt au-dessous de la crête
iliaque, et ressortit à la face interne de la cuisse vers son tiers moyen.
Une ligne réunissant ces deux orifices devait rencontrer le sciatique à
quatre travers de doigt au-dessous du pli fessier. La paralysie a été
immédiate. Elle est incomplète.

Opération le 15 décembre à Vannes avec l'aide du médecin-major
Quelme, de Brest, médecin-chef de l'hospice mixte; de MM. Pelletier et Delor, en présence des médecins des formations sanitaires.

Incision de 20 centimètres intéressant le quart inférieur du grand
fessier et se prolongeant sur la cuisse. Le sciatique est compris dans
une gangue cicatricielle épaisse. Il est d'un rouge violacé, vineux, très
marqué, comme cyanosé, dans une étendue de *huit centimètres*, surtout
au niveau et au-dessous de la gangue. A la vue et au toucher, il ne
paraît pas névromateux. Ses faces latérales et surtout sa face postérieure sont intimement réunies aux parties molles voisines, dans l'étendue de plusieurs centimètres, par de très solides et très durs tractus
fibreux organisés qui crient sous les ciseaux.

Insinuant une compresse de gaze sous le nerf dégagé sur une assez grande longueur et attirant l'un des chefs de cette compresse, j'imprime au nerf un léger mouvement de torsion ; sa face postérieure se présente dès lors au bistouri. Je le dégage avec soin des tissus fibreux qui lui adhèrent intimement et qui rendent sa surface irrégulière et dure.

Je m'arrête après avoir redonné à ce nerf sa souplesse. Le résultat paraît suffisant et satisfaisant.

Excision de la gangue fibreuse périphérique.

Par des catguts disposés en U, les muscles demi-membraneux et biceps sont réunis au-dessous du nerf ; puis, par de nouveaux catguts, ils sont unis au-dessus. Ils forment au nerf un lit musculaire complet qui l'isole du foyer. Le nerf est bien isolé. Séparé de son ancienne place, il n'est pas menacé de nouvelles adhérences.

Suture aponévrotique. Suites réservées.

Dans les cas suivants, il n'existait comme lésion apparente que des adhérences circonférentielles.

Obs. XXIII. — *Paralysie du sciatique. Destruction d'adhérences périphériques ; nouvelle intervention ; nerf intact.*

A l'Hôpital militaire de Brest, dans le service de M. le médecin de 1re classe Lafolie, je vois le soldat M..., du 101e d'infanterie, vingt-trois ans, qui a été blessé le 22 septembre 1914 par une balle. Le projectile a intéressé l'un de ses sciatiques vers la partie moyenne de la cuisse.

La paralysie dont cet homme était atteint persistant, M. le Dr Lafolie découvre le sciatique, le trouve englobé dans des brides cicatricielles et libère ce nerf.

Ayant émis l'opinion que ces brides cicatricielles ne sont souvent qu'un reliquat complémentaire de lésions profondes du nerf, lesquelles réclament des interventions directes, mû par un sentiment que je ne saurais trop louer, mon confrère me pria de revenir sur son opération, d'en contrôler le résultat, de la compléter au besoin.

Ayant obtenu l'assentiment du blessé, je découvre à nouveau le sciatique, après ischémie préalable. Je le trouve uni aux parties voisines par des tractus insignifiants, très différents de ceux constatés au cours de la première opération. Tant au point de vue de sa couleur, de son calibre, que des sensations qu'il donne au toucher, il me paraît sain.

Il est évident que l'opération première avait été complète et que les lésions apparentes du nerf, les lésions accessibles au chirurgien consistaient exclusivement dans des adhérences périphériques.

Dans les cas suivants, l'intervention s'est bornée à être exploratrice :

Obs. XXIV. — *Séton de la cuisse, paralysie sciatique ; découverte du nerf, adhérences légères.*

G... (Angel), 63e d'infanterie, blessé à Beaumont le 28 août, est évacué sur Poitiers, où il est soigné par M. le médecin-major Rousseau.

L'orifice d'entrée du projectile, circulaire, assez large, correspond au centre de la fesse, l'orifice de sortie est à deux travers de doigt au-dessous de l'arcade de Fallope, dans le tiers externe de la cuisse. A ce niveau, cicatrice de 6 centimètres de long. La suppuration a été abondante pendant trois semaines. Le col fémoral pourrait bien avoir été touché; cependant, les mouvements de l'articulation de la hanche sont libres.

Branches du crural atteintes, troubles de la motilité du triceps et des muscles de la jambe ; pied ballant ; la flexion de la jambe sur la cuisse est conservée. Atrophie notable. Pas de douleurs. Opéré le 19 novembre à l'hospice mixte de Poitiers. Découverte du sciatique. Destruction de légères adhérences insuffisantes pour expliquer les troubles observés. Le sciatique a son élasticité et son calibre normaux.

Obs. XXV. — *Séton de la cuisse par balle; paralysie immédiate du grand sciatique, découverte d'un nerf sain.*

Le soldat J..., du 71° d'infanterie, vingt-cinq ans, a été blessé le 8 septembre à Sézanne par une balle tirée à courte distance qui a déterminé une *paralysie immédiate* de son grand sciatique gauche.

La paralysie est typique. Le membre est atropié très notablement et le blessé ne présente pas les signes d'un nervosisme hystérique.

Opération à Quimper le 12 décembre 1914, avec l'assistance de MM. Lavenant et Delor. Incision habituelle après ischémie préalable. Le nerf sciatique, dégagé médiatement dans une longueur suffisante ainsi que ses deux branches, ne présente rien d'anormal. Ces nerfs sont d'un blanc nacré; au toucher ils donnent une sensation d'élasticité, et ils ne sont nulle part liés aux parties voisines par du tissu de cicatrice.

Chez le blessé L..., le nerf était adhérent aux parties molles voisines; il parut sain ; l'intervention fit cesser les douleurs *excessives* éprouvées par le blessé.

Obs. XXVI. — *Blessure de la fesse. Crises violentes de douleurs sciatiques. Découverte du sciatique dans la région fessière. Sciatique d'apparence intacte.*

L... a été atteint en septembre par une balle qui a pénétré la partie postéro-interne de la cuisse gauche, près de la fesse et qui a été extraite en avant et au-dessus du grand trochanter.

L... a souffert constamment de sa cuisse blessée. Ses crises douloureuses, d'abord rattachées à la présence du corps vulnérant, n'ont pas été amendées par son extraction. Les douleurs sont surtout vives à la partie postérieure de la cuisse, mais le blessé en ressent encore en avant, où il a été pratiqué une incision chirurgicale, pour l'extraction de la balle et une autre plus interne pour l'ouverture d'une vaste collection purulente.

Les douleurs sont extrêmement intenses. Cet homme évite tout mouvement; il redoute tout déplacement, « il marque sur son visage, dit son médecin traitant, un véritable sentiment d'effroi quand on fait mine d'y toucher ». Il était atteint d'un véritable *tétanos sensoriel*. La morphine ne calme pas ses souffrances. La quinine, le bromure de potassium, le cacodylate de soude en injections et le temps semblent avoir un peu espacé ses crises. Mais les souffrances restent si vives, au moment où je le vois, que je ne puis l'examiner complètement. Pas de signes extérieurs de névrite autre que l'amaigrissement notable de la cuisse et de la jambe gauches.

Etant donné l'état de souffrance de ce blessé, j'en ai pitié ; je n'hésite pas à proposer une intervention qu'il accepte sur-le-champ.

L'opération est faite le 23 novembre, avec l'assistance des médecins aides-majors Boëlle et Delthil, à l'Hospice mixte de Blois, en présence des médecins des formations sanitaires. Longue incision longitudinale intéressant les deux tiers inférieurs du grand fessier et se prolongeant au-dessous de lui. Section du muscle ; hémostase absolue. Le sciatique est dégagé médiatement près du trajet de la plaie et immédiatement à son niveau. *Il est d'apparence saine*. Suture de la plaie.

Des faits analogues au précédent ne sont pas exceptionnels. A Morlaix, dans le service du D^r Le..., je vis un blessé chez lequel une balle avait traversé les parties molles correspondant à la fosse sous-épineuse pour ressortir à la face externe du bras.

Ce blessé avait présenté une paralysie radiale immédiate et, quand le D^r Le... l'opéra, un médecin spécialiste très attentif et très entendu avait trouvé une *réaction de dégénérescence*. L'incision externe ayant, chez lui, fait découvrir un radial intact au niveau et au-dessous de la gouttière de torsion, on pratiqua une incision interne. Le nerf était intact à son origine et jusque dans sa gouttière.

Je reviens à mon opéré. A la date du 6 décembre, le Dr Boëlle qui le soignait, m'écrivait :

« Chez Le... (Adrien), qui avait eu son nerf sciatique contusionné et qui ressentait une douleur très vive irradiée dans tout le territoire animé par ce nerf, un engourdissement de la région et un certain degré de paralysie motrice, ces phénomènes ont totalement disparu après l'intervention chirurgicale.

« *Le nerf a récupéré toutes ses fonctions*. Les fils ont été enlevés au dixième jour et la plaie était parfaitement cicatrisée ».

Paris. — L. Maretheux, imprimeur, 1, rue Cassette. — 19452.

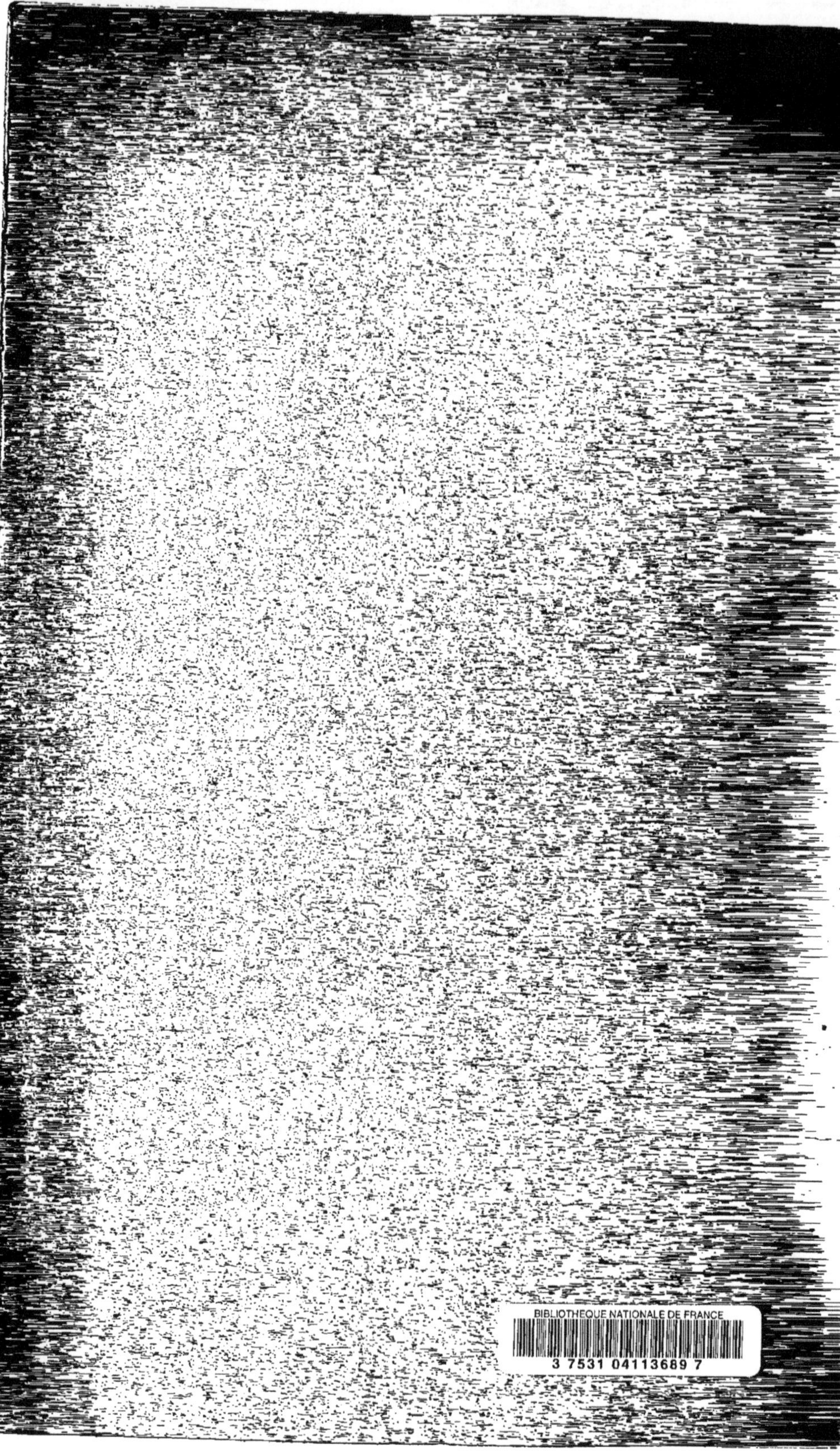

www.ingramcontent.com/pod-product-compliance
Ingram Content Group UK Ltd.
Pitfield, Milton Keynes, MK11 3LW, UK
UKHW022346120726
13694UKWH00004B/1708